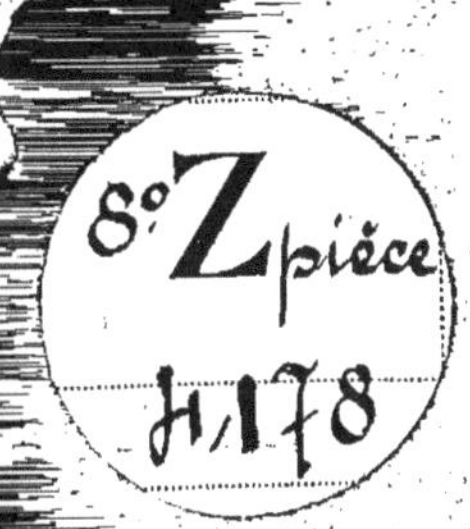

AJAX

La Vaccine du Génie

PROSE COURONNÉE

Au 1er Concours Mensuel de L'ÉCHO DE PARIS

(SEPTEMBRE 1892)

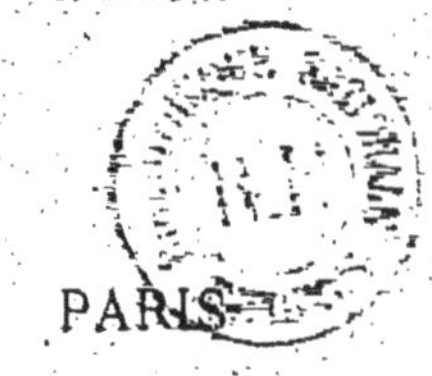

PARIS

1892

(S'adresser à l'auteur, 39, rue Froide, Caen)

AJAX

La Vaccine du Génie

PROSE COURONNÉE

Au 1er Concours Mensuel de L'ÉCHO DE PARIS

(Septembre 1892)

PARIS

1892

(S'adresser à l'auteur, 39, rue Froide, Caen)

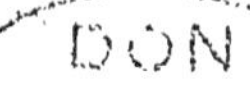

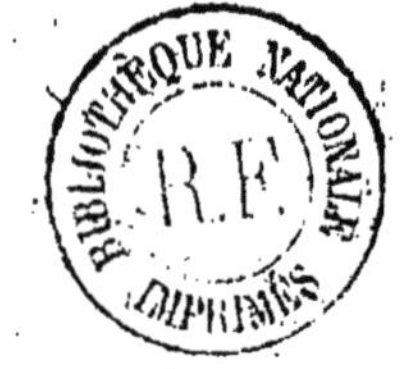

A LA MÉMOIRE

très pure, très haute et très sereine

DE MON AMI

G. ALBERT AURIER

Poète, Critique et Romancier

PERDU LE 6 OCTOBRE 1892

A L'AGE DE 27 ANS

—

CETTE NOUVELLE EST PIEUSEMENT DÉDIÉE

LA VACCINE DU GÉNIE

Pour le cher et féal Tout-le-Monde.

Certes, ce n'est pas d'aujourd'hui que je hais mon meilleur ami, Baroudes; mais peut-être, jadis, l'exécrais-je un peu moins : je ne lui avais pas fait tant de mal.

Plus j'y songe, plus je m'aperçois, avec remords, que, longtemps même après notre premier contact, mon aversion, pour ce misérable, ne fut point aussi totale qu'à l'heure présente ; nous étions bien jeunes l'un et l'autre : c'était au collège, il avait douze ans, moi quatorze... Imbécile! dès le premier soir je le protégeai, lui si frêle, contre les vexations des condisciples, tous plus âgés, de notre classe et de notre division : comment, alors, au son de ses remerciements, à l'expression de son regard, ne m'irritai-je pas de cette supériorité dominatrice dont il n'a, depuis, cessé de me fasciner? Sincère, assurément il était sincère; mais, cette protection, ne la considérait-il point déjà, au fond, comme due?

Et si encore la supériorité constituait un défaut réel, il aurait pu s'en corriger, la misère, — la raison aidant! Mais, ce qui m'exaspéra surtout, ce fut le virtuel résultat de dons naturels fatalement inaliénables. De quel droit possédait-il, de naissance, ces facultés géniales, à la pleine intégralité desquelles mon pauvre talent n'atteindrait jamais?

De plus, n'eût-il pas dû avoir conscience de la peine

qu'il me causait en se manifestant à mes yeux tel qu'il est? Or, il en a conscience, oui, oui, il en a certainement conscience : sans quoi, il ne serait point complet — et je sens trop qu'il est complet. Mais, alors, c'est chez lui malice, malignité? Par exemple, il m'arrive, dans une conversation, de ne pas trouver de suite le mot juste : il a la méchanceté de m'aider, pour me mieux prouver, — en public! — mon indigence d'élocution. Car quel autre but, je vous prie? Celui de me rendre service? Oh! que non pas (trop souvent il m'a répété que, pour l'homme de génie, l'égoïsme est un devoir; qu'à son cerveau il doit immoler même ses affections les plus saintes!) : c'était donc pour s'affermir, en me mortifiant, dans la certitude de sa propre facilité naturelle!

Et combien cette miséricorde m'annihilait douloureusement! — Oui, mais, à présent! c'est moi dont la pitié l'opprime! Et je le hais davantage encore, de toute ma pitié, de tout le désir d'humilier qui se cache dans les grimaces de la pitié!

Aussi, quel bonheur est-ce, pour moi, de ruminer, rétrospectivement, les moyens que je fis concourir à cette solution triomphale! J'ai tâtonné, longtemps j'ai tâtonné : si vaste est cette intelligence, si large ce cœur, qu'en découvrir le point vulnérable ne fut certes pas chose aisée. Mais je le haïssais tellement! Et puis, je le savais exister, ce mystérieux point vulnérable; car, — banalité du talon d'Achille! — tous ces grands hommes ressemblent à d'immenses mécaniques, dont la moindre soupape, jouant d'un millimètre, interloquerait le fonctionnement. Je cherchai donc, en passionné!

Fait curieux : tout ce dont, comme lui rendant la vie intolérable, il se plaignait à chaque instant, constituait précisément sa raison d'être et la vraie source de son talent! Mais moi, naïf encore et sans voir assez loin, tout d'abord je m'y laissai prendre : j'affectai donc de m'indigner avec lui contre les souffrances qu'il avouait; je les lui rappelais, j'insistais, pour le mieux convaincre, en les aiguisant de leur affreuse réalité. Malheureux! cela ne m'a servi qu'à lui faire commettre ses plus admirables poèmes!

Oui, mais j'ai compris mon erreur! Et quand il s'étonne, désormais, de m'ouïr nier ses douleurs et bafouer ses confidences, — pourquoi! vous verrez pourquoi! — alors je lampe, et je déguste et je savoure la savante vengeance de ma haine, car mon meilleur ami doute, et doute grâce à moi!

Mon système primitif, illogiquement abandonné aux inspirations d'une rancune aveugle, ne pouvait point aboutir : au collège, attiré vers lui malgré moi (peut-être par le latent désir de lui faire mal? en lui donnant, pour ma personne, une amitié que j'empoisonnerais!...) je n'inventais que des représailles misérables. Nous nous communiquions nos vers : toujours il critiquait les miens, tandis que j'admirais, bouche bée, tous ses essais. Aussi voulais-je, avec ardeur, me rattraper dans la vie même : sournoisement, je tentais ses maîtresses... hélas! jamais blanc-bec n'en eut de moins infidèles! Quel sortilège est donc le sien? Il n'est certes pas beau du tout, ou il ne possède point le genre de beauté banale susceptible, l'expérience le prouve, de séduire et retenir les plus intelligentes. Celles-là, cependant, sensuelles ou non, lui auraient tout sacrifié, tout! Elles l'adoraient, elles l'aiment follement, de passion vivace et mortelle... Et moi! — Moi, dans l'existence de mes maîtresses, je suis le joli homme, l'agréable, qu'on agace par caprice, qu'on garde par dégoût de s'exposer, avec un autre, à une nouvelle désillusion; mais, de ces frénésies-là, jamais je n'en imposerai, je ne compte guère, je ne forme point date... Ah! le misérable Baroudes! le lâche ami! l'accapareur! Car enfin, si, par rapport à tant d'autres, je me semble heureux et *supérieur*, mesuré avec lui qu'apparais-je? Il m'était un comparatif, dont, sous peine de perdre tout repos, je me reconnus le devoir et m'attribuai le droit de supprimer la perpétuelle insolence...

D'ailleurs, même triomphant, je ne le trouve point,

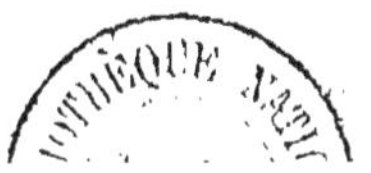

ce repos; sa mort même ne me le lèguerait pas! Il serait nécessaire, pour m'en laisser jouir, que mon meilleur ami me devînt indifférent: or, sa tyrannique attraction m'occupe; ma faiblesse victorieuse demeure la prisonnière, l'esclave de sa force désormais paralysée. J'ai bien réussi à le rendre inquiet, à lui enlever quelque puissance de réaliser ses concepts, — mais, l'intéresser à moi-même, voilà ce qui me reste trop impossible! Il ne contemple avec persistance que son être, et c'est à se demander comment il parvient ainsi à pénétrer, si profondément, le secret de quiconque n'est pas Baroudes! Mais, tenez, vous voyez, je le surprends encore, même absent, en flagrant délit de despotisme: son éloge me sort de la bouche, et c'est ainsi dix fois par jour! C'est, sans doute, que je suis d'absolue bonne foi, et mes lèvres, spontanément, vibrent de phrases de vérité, quand mon humaine envie proteste. La vérité? ne serait-ce point, plutôt, scrupule excessif de conscience? C'est peu probable par malheur, car d'autres l'admirent, on l'admire... Quand j'écris « On », c'est fort peu de monde (cette poésie n'est guère accessible, d'emblée, ni aux foules, ni aux mandarins) : mais c'est, du moins, l'élite, cet « On », des seuls dont les suffrages sacrent l'homme de génie. Que je l'envie! comme je le hais! il a réalisé mon unique ambition : j'ai été loué, flagorné, par tous ceux dont je méprise l'estime; les autres se sont tus, ou bien m'ont seulement témoigné une indulgence pire que le dédain! Et j'ai dû m'en prétendre heureux afin de le faire souffrir, lui : car il souhaiterait que tous, comme ses pairs, le comprissent, — encore une mesquinerie commune à presque toutes ces âmes sublimes...

Naguère sublime! ainsi devrais-je désigner la sienne : grâce à moi ce vol d'aiglon tournoie, dans les gouffres terrestres, de moins en moins haut, sans désir ni pouvoir actuels de s'efforcer en plein azur, vers le soleil... Oh! ma méditation fut longue, mais aussi mon plan devint parfait, terriblement logique en ses combinaisons; et je développai, à l'accomplir, une prudente patience d'embusqué. Mais chut ! ne clamons point trop tôt victoire : l'heure définitive n'est pas sonnée ; l'archange n'est pas encore tout à fait terrassé.

Donc, ni en Art, pour la vie intellectuelle ; ni en Amour, pour la vie sensitive ; dans la réalisation d'aucun de ces deux Idéals de Joie, les seuls dignes de tourmenter l'aristocratie cérébrale de l'Humanité, je ne pouvais concevoir l'espérance d'égaler, jamais, ce Baroudes. Si encore j'avais pu lui prendre ses maîtresses, conquérir et blesser à toujours, moi aussi, l'être des femmes que je convoiterais, j'aurais proclamé — malgré ma bonne foi — la supériorité de l'Amour sur l'Art ; et, triomphant moi-même dans la vie sensitive, je l'aurais laissé triompher dans la vie intellectuelle. Nous aurions été rois, chacun, d'une moitié de l'univers moral ! Hélas ! lui seul, et lui tout seul, en dominait chaque hémisphère !

Or, cette domination résultait de son génie d'abord (qui germait), puis de la Foi qu'il avait en soi, de sa volonté à la justifier, de son enthousiasme à l'accomplissement d'une œuvre ou à la séduction d'une femme. Désarmée de ces adjuvants, du second surtout, sa supériorité pourrait devenir stérile, nuisible même à sa raison, tout au moins à sa quiétude relative. Ainsi raisonnai-je, et fort juste.

Puis, je procédai méthodiquement : « Tout homme, conclus-je, subit des besoins nutritifs sans la satisfaction desquels il lui serait difficile, sinon impossible, d'assouvir en outre ses besoins affectifs et sociaux, d'une part ; intellectuels et sensitifs, d'autre part. Il s'agit donc, en premier lieu, d'abolir sa confiance en cette sécurité matérielle si nécessaire aux cérébraux, affecteraient-ils de la mépriser. J'attaquerai ensuite la puissance cérébrale elle-même, la plus tenace chez ces êtres monstreux qu'affolent les passions esthétiques. Quant au troisième ordre de besoins, moins importants mais appréciables, ils sont dangereux chez lui en ce que, satisfaits, ils fourniraient à son enthousiasme un dérivatif : cessant d'être souverain en Art, il le serait d'autant plus en Amour, et même il y trouverait, qui sait ? de quoi canaliser de nouveau, différemment, sa faculté de création stérilisée par le doute. »

Oui, le doute ! car ce devait être l'unique moyen de mon but multiple : le génie qui doute se renie et renonce à soi-même ; certes, la modestie lui est permise, mais comme un masque ; du jour où elle devient sincère, elle devient aussi justifiée. Mais, ce doute qui serait d'abord accidentel et combattu, il fallait le rendre habituel et despotique, définitivement maître incontesté du corps et de l'âme... Persévérantes machinations ! Je ne veux aujourd'hui m'en rappeler que les principales, les décisives, ressorts dont les détentes, tour à tour et de proche en proche, ébranlèrent, lézardèrent, abattirent ce bel édifice cérébral. Je possède encore, résumés en abréviations de logogriphes, les douze articles de mon plan ; savoir : quatre pour la vie nutritive ; autant pour la vie intellectuelle et sensitive ; autant pour la vie affective et sociale. Voici le fragment relatif aux quatre premiers :

I. Vie Matérielle : *1° Voir ses parents ; 2° Dignité de l'Art ; 3° Tu mourras de faim ; 4° Petit emploi.*

Vous allez comprendre. — « Voir ses parents » : son père, de fort bonne heure, l'a maudit, chassé, par tendresse : oui, dans l'intérêt de l'enfant, que, mort ou vif, la misère, sans doute, ramènerait au toit familial, la raison n'y suffît-elle pas : « Qu'il se fasse architecte, seulement ! » disait cet homme ; « n'est-ce donc pas de l'Art ? » Toutefois, sur des représentations d'amis moins indirectement liés aux milieux littéraires, bientôt il lui fit, pour le monde, parvenir des sommes dérisoires : suffisantes dès que Baroudes, fort sobre, les joignait au salaire de maints labeurs d'artiste pauvre. Je continuais, nos deux familles se connaissant, de fréquenter chez ces braves gens. Toujours on m'y parlait de lui ; j'éludais ce sujet, — maladroit ! Mais, sitôt mon plan bien fixé, je sus quel facile parti je tirerais de ces relations ; et, la première fois qu'on me glissa : « Il y a longtemps que vous l'avez vu? — Précisément hier, répondis-je, soupirant; « Ah! la pauvre cervelle! » — « Quoi donc? il a encore quelque folie en tête? — Mais non, mais non, » fis-je, discrètement. Ces ulcérés haletaient, de rancune, de fureur, de curiosité. Que je fus heureux! ils insistèrent : alors, je m'expliquai, en phrases savamment préparées ; chaque mot, articulé de cette voix atténuante, qui semble réclamer pardon pour des fautes trop indiscutables, exaltait leur ressentiment : « Bref, c'est toujours, conclus-je, la même erreur; il ne veut point de carrière pratique, parallèlement à celle choisie : « Vois, moi, lui dis-je souvent, suis-je en froid avec mes parents? Toi, mon cher, toi, écoute... » Lui, il était un monstre, car moi, par exemple, est-ce que moi?... Aussi supprima-t-on tout secours, de par une lettre péremptoire : « J'ai plaidé ta cause de mon mieux, affirmai-je; je continuerai! » Sagace Baroudes! Il me remercia...

Il chercha, accepta d'inavouables tâches: romans-feuilletons jamais signés, versicules pour albums d'étrennes: « Et la dignité de l'Art? » lui répétais-je en vain. Il haussait les épaules, le traître! « Sans compter que tu te gâteras la main... » Ah oui, se gâter la main, ah oui! Vers et poèmes naissaient plus sublimes, si possible. J'eus une heure, je l'avoue, d'immense découragement ; car, ce que j'insinuais ainsi, cela deviendrait réel, espérais-je. Mais réfractaire, dans sa vraie œuvre, aux influences des maîtres le plus pieusement admirés, il s'assimilait, d'autre part, avec une tant simiesque aisance, les ficelles, procédés et trucs des gâte-papier! Il perdait donc là fort peu de temps, nulle sève créatrice, et même il s'y divertissait, tout hilare à se voir obligé de remanier ses tirades — en pire : « J'y gagne, ricanait-il, d'apprendre, avec plus de certitude, comment il ne nous faut pas faire! » Un Keepsake fut — mille rimes — bâclé « en dix cigares » ; et il pariait d'user le même laps à confectionner un vaudeville, conforme à toutes les lois du genre. Bah! il en eût été capable! J'évoquais les farces de Molière, et je me surprenais à gémir, lisant certaine fable enfantine : « Mais... c'est plus fort que... La Fontaine ! » Pourtant, qui saura jamais cela ? anonymes, ces tâches de Baroudes ! Surmené, tel jeune chroniqueur lui achetait — vingt francs ! — des articles, impudemment servis ensuite à ses lecteurs habituels. L'exploité ne s'en indignait guère, mais il était si dédaigneux ! Rarement je vis caractère plus roide : au premier mot trop protecteur, il tranchait net, tournait l'échine, décochait un mot de Parthe, et gagnait un ennemi : « Un de plus ! » me disait-il, non sans se frotter les pattes. Orgueilleux ! il osait avoir la prétention de se suffire ! Ha ! ha ! de la suffisance ! oui certes, c'en était.

Aussi repris-je courage : à tant faire, il se serait aliéné, bientôt, tous ses « clients » ; et alors, oh ! alors, il mourrait de faim, n'est-il pas vrai ?... Non, non, n'allez pas me condamner : je ne suis pas un assassin, moi ! je sais ce qu'on doit à ceux qu'on aime ! Ceux que j'aime, je serais capable de... de les ruiner, pour susciter une occasion de leur témoigner mon dévouement ! Que dis-je : « je serais » ? J'en suis — capable ! je l'ai fait, pour mon meilleur ami ! Pourquoi me calomnierais-je, en somme ? Après tout, qu'ai-je tenté là, moi ? de rendre moins transcendante sa supériorité ! plus accessible, son talent ! de lui procurer enfin, avec sa signature, l'estime littéraire de tout le monde, et, grâce à cette estime, des profits comme les miens, dix fois, cent fois les sommes qu'il gagne à ses berquinades anonymes ! Vous voyez bien que je suis l'ami, le véritable ami de Baroudes ! En outre — négligeons mon repos moral ainsi conquis, *pauca meæ* — sitôt connu, coté, VENDU ! il aurait vu s'ouvrir les bras de ses bons parents, puisqu'il se fût vite enrichi ! Hélas ! j'ai dû renoncer, pour lui, à ces rêves — d'or : s'il doute trop, si l'Art lui échappe, si l'inspiration le trahit, il deviendra fol, ou se tuera. Il se tuera, vous lisez bien : qui donc sera son assassin ? Lui !

Quant à moi... Ainsi, ni l'abandon total de sa famille, ni le dégoût d'un pain quotidien enlevé, à la pointe de la plume, sous cet incognito précaire, n'auraient su, l'épreuve était faite, contribuer à le convertir. Mon devoir m'apparut immédiat : hâter l'heure où, abominé de la majorité de ses « clients », il se trouverait, sans ressources, un peu à ma merci. Alors, je pourrais me dévouer! à l'honneur de son amitié joindre l'éclat de sa reconnaissance — ou celui de son ingratitude.

Bien payées s'il les avait faites, deux corvées allaient lui permettre, enfin, la perspective d'une grande année de sécurité matérielle, qu'il consacrerait à son œuvre; l'une de ces corvées : un feuilleton. Souvent, tant j'aime rendre service, j'avais écrit sous sa dictée, car il voulait bien de ces labeurs, mais y toucher l'horripilait. D'autre part, il était si drôle, si amusant, durant ses nombreux apartés, que, même volontaire et gratuit, ce secrétariat m'obligeait, presque! par le plaisir que j'y goûtais. Un amer plaisir! des rognures de ses saillies éblouissantes, je m'emplissais des hottées d'esprit (les prodigues m'affligent; et, point fier, je ramasse, plutôt que de laisser perdre). J'acceptai donc de l'aider, cette fois encore, et — ce fut fou! toutes ses phrases couchées au hasard, travesties de vocables quelconques! Et je sus m'attirer cette question : « Qu'as-tu à me regarder de la sorte, si fréquemment? Qu'est-ce qui t'étonne? — Moi? mais tu te trompes... » S'il avait relu!... un manuscrit d'aliéné! Terminé, il le fit, tel quel, parvenir aux intéressés, et, le surlendemain, reçut une foudroyante épître : *notre* élucubration était refusée, bien sûr : « Mais, fumiste ou toqué, Monsieur, ajoutait le rédacteur en chef, vous payerez cher une telle conduite; mystifiée en ma personne, la Presse, dûment instruite, saura mettre à l'index un homme dont cet acte est, du reste, un... vol! » Un vol? Dame! il avait, déjà, touché non loin du quart des droits : — « Qu'en dis-tu? m'interrogea-t-il. Je t'ai dicté, tu sais quoi penser! Ce tartuffe aura changé d'avis! » Je gardais le silence : « Tu me regardes drôlement, repartit Baroudes. Réponds-moi donc. ». L'heure était venue : « Que te répondrais-je? je te ferais de la peine. — Oui, je sais :

avant de se battre il faudrait rembourser, et je n'ai guère le premier centime... — Bah! ce n'est pas la difficulté : cinq cents francs, ton meilleur ami peut te les prêter, je n'hésiterai point. Mais... — Quoi, enfin? » Ainsi, il ne me remerciait même pas! Devant cette grossièreté, je fus brutal : « S'il faut parler, mon ami Jean, tu m'inquiètes depuis quelque temps. Ta... mon Dieu, ta raison, en effet, me semble atteinte (ne m'interromps pas). Et cette dictée, je l'avoue enfin, n'a été pour moi qu'un supplice. — Tu plaisantes? — Ai-je l'air? hélas! non. Rappelle-toi tes questions sur l'étrangeté de mes regards, alors. Va chercher ce manuscrit! je te trouverai bien la somme : et, si tu restes stupéfié, comme je l'ai été tout un mois, c'est que rien ne sera encore perdu. — Admettons... mais pourquoi ne m'avoir pas averti? — Eh! je préférais douter de moi-même! m'accuser d'inintelligence! Et, d'ailleurs, fallait-il aggraver ton état? L'idée, tu sais, suffit souvent à faire le mal irrémédiable... »

L'idée, ha! ha! L'idée! l'idée! Il osait croire à son génie, et il venait de lire Lombroso. Il courut, muni de mon argent, reprendre son, *notre* feuilleton... et il se frappa, l'imbécile! Et il ne me soupçonna même point! Oui, ce fut de Baroudes qu'il douta : « Du trou des pupilles, la baronne suivait un point unique qui germait dans son cerveau. » Il se conçut capable d'avoir dicté de semblables phrases! Ma foi, il avait plaisanté d'analogues jargons, haut prisés par les lecteurs de maints journaux. Mais, qu'il fût parvenu à outrer ces jargons, à s'assimiler sans conscience, caricaturalement, ces plus que suffisantes autocaricatures, aurait-il dû croire ça possible! Allons! il s'est jugé lui-même! condamné lui-même! sans appel!

Depuis? — Depuis... Mon pauvre ami! mon pauvre, mon malheureux ami! J'eus beau conter l'histoire à tous en leur recommandant le silence : elle s'ébruita d'autant mieux, qu'au cours de mon secrétariat j'avais préparé les esprits. Et, vraiment, pouvaient-ils, les autres, être discrets comme un ami? Persuadé sur l'heure, chacun s'apitoya, vint quêter de ses nouvelles, tint à lui exprimer, bien haut, ses vœux, sa commisération ; la gazette mystifiée, elle-même, s'emplit d'articles sympathiques. Et n'est-ce pas qu'en effet il est à plaindre, — à plaindre ? Et qu'il vous fait pitié, — pitié ? Ce qui me console un peu, moi, c'est que ma conscience est pure ; ou que, du moins, elle est tranquille : trop joyeuse pour ne pas tranquille !

Eh bien ! cette joie du devoir accompli (l'homme n'a-t-il pas aussi, hélas ! d'impérieux devoirs envers soi ?), je ne veux l'épuiser d'un seul coup : demain, plutôt, demain, je terminerai ce récit ; je vous détaillerai comment j'achevai de suivre mon plan ; comment il acheva, lui, de le légitimer ; comment (la Presse désormais close), pour l'empêcher de mourir de faim, je lui procurai un petit emploi, qui ne l'occupait que douze heures par jour — croirez-vous bien que le soir, soi-disant « abruti », il perdait, à scruter la santé de son cerveau, les heures qu'il eût fallu passer à la prouver ? Mais demain ! à supposer que, par impossible, ainsi narrée sans commentaires, la réalisation du tiers le moins probant de mon entreprise n'ait pas suffi à vous convaincre, demain je m'expliquerai, jusqu'au bout ! J'expliquerai par quelle progressive diminution, puis par quel calculé sevrage de mes épithètes louangeuses, par quelle démonstration de plagiats insoupçonnés de tous et de Baroudes, par quelles supplémentaires confidences chuchotées, à ses amis — fidèles amis ! — à ses maîtres et à ses maîtresses... Ah ! on le discuta donc, enfin ! et ces dames lui furent moins faciles ; et quand moi, son meilleur ami ! j'en suis réduit à m'éjouir de voir mon repos moral moins troublé grâce à ce désastre, vous pensez si les adversaires, les envieux, les chers camarades, se privèrent d'y contribuer : il se commit là — vous verrez ! — des vilenies qui m'exaspérèrent, des lâchetés dont je reste écœuré. Mais lui, lorsque je l'eus défendu, que je me fus compromis à le défendre, comment me remercia-t-il ? Voici :

il partit brusquement en voyage, je ne sais où, sans à personne une phrase d'adieu !

J'ai reçu cet autographe, pourtant, aujourd'hu même :

« L'irréductible Orgueil, foudroyé sur les cimes
» Par la fureur du ciel,
» A leur neige ironique, insultant aux abîmes,
» Pour symbole éternel. »

Et, au-dessous, ceci : « *A mardi.* » Mardi, c'es après-demain. Viendra-t-il vraiment ? Bah ! je l'espère, car je suis encore son ami, son meilleur ami, — malgré tout ; et, de grand cœur, — je lui pardonnerai. Et cependant ! c'est à cause de ce retour singulier, c'est pour me confirmer dans mon assurance que je trace ces lignes, et que je veux, demain, vous dire le reste. Doute poignant ! aurait-il tiré parti de son état même ? Qu'est-il devenu depuis huit jours, seul, devant son intelligence désormais atteinte ?... *Vœ*, a dit l'Écriture, *soli :* soyons donc calme. « *Foudroyé sur les cimes* », confesse son dernier mot. Parbleu !

Allons : — si, parmi les vivants, quelqu'un me devient supérieur, soit ? Mais, du moins, ce ne sera plus LUI, ce ne sera plus mon meilleur ami !

Ajax.

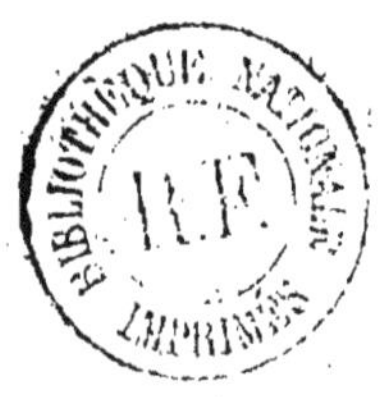

Paris. — Imp. de la Presse, 16, rue du Croissant. — Ch. Simonot.

www.ingramcontent.com/pod-product-compliance
Ingram Content Group UK Ltd.
Pitfield, Milton Keynes, MK11 3LW, UK
UKHW020552230726
13925UKWH00006B/2551